Td 62 129

AF500162

COMPTE-RENDU

DES

CAS DE FIÈVRE PUTRIDE OU TYPHOÏDE

OBSERVÉS DANS LE SERVICE DE M. LE PROFESSEUR TROUSSEAU,

PENDANT LE PREMIER SEMESTRE DE L'ANNÉE 1859.

Publications de l'Union Médicale (nouvelle série), des 6, 13 et 20 Août 1859.

COMPTE-RENDU

DES

CAS DE FIÈVRE PUTRIDE OU TYPHOÏDE

OBSERVÉS DANS LE SERVICE DE M. LE PROFESSEUR TROUSSEAU,

PENDANT LE PREMIER SEMESTRE DE L'ANNÉE 1859;

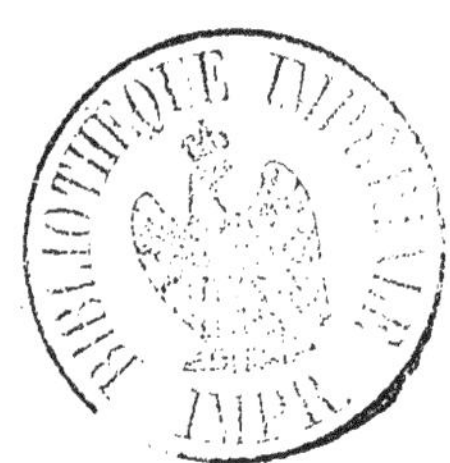

Par le docteur Eugène MOYNIER, chef de clinique.

Depuis la fin du mois de décembre 1858 jusqu'au milieu du mois de février 1859, pendant près de deux mois, il n'est entré dans le service aucun malade atteint de fièvre typhoïde.

Depuis cette époque jusqu'au 1er juillet, on a admis 29 individus atteints de cette affection.

Sur ce nombre 25 ont guéri, 4 sont morts.

Une femme de 65 ans, paraissant en bon état, fut prise tout à coup d'une hémorrhagie intestinale qui la fit périr en moins d'une heure, et une jeune fille, dont la peau et les membranes muqueuses présentèrent des ecchymoses larges et nombreuses, et qui succomba à ce que l'on peut appeler la *fièvre putride hémorrhagique*. Ces deux cas devront nous arrêter; nous y reviendrons. Les deux autres malades sont morts avec des accidents cérébraux, consistant en des symptômes ataxiques chez un jeune garçon, et en une méningite, avec granulations tuberculeuses survenant chez une jeune femme pendant le cours d'une fièvre typhoïde.

Nous reviendrons aussi sur ces deux faits.

Ce dernier fait et les deux fièvres typhoïdes à forme hémorrhagique étant mis à part, nous allons nous occuper de 26 cas de fièvre typhoïde dont la marche s'est rapprochée du type commun :

17 fois la fièvre putride s'est présentée sous la forme muqueuse, 8 fois les accidents avaient peu de gravité ; 9 fois ils étaient plus sérieux.

Dans un cas elle affectait la forme dysentérique, caractérisée par une diarrhée très abondante, avec ténesme, excrétions glaireuses et ensanglantées, se continuait jusqu'au trente-deuxième jour et ne cédait qu'aux lavements de nitrate d'argent.

Cinq fois la maladie s'accompagnait de symptômes adynamiques ; une fois les phénomènes ataxiques s'ajoutaient à ceux-ci, et deux fois ces derniers semblaient constituer seuls l'appareil symptomatique.

Forme muqueuse. — Dans la forme muqueuse, nous avons observé les phénomènes suivants :

Peau chaude, sèche, pendant quelques jours, douce, halitueuse après quelque temps.

Les malades avaient de la prostration, de la courbature, plusieurs de la céphalalgie, et un plus grand nombre de la stupeur. Quelques-uns de l'insommie, un seul eut du délire, mais un délire léger et pendant deux jours seulement ; chez les autres, ce symptôme manqua, ou s'il se manifesta ce fut à un si faible degré qu'on doit à peine en tenir compte.

Du côté des organes digestifs les manifestations étaient plus prononcées :

La langue était saburrale, ordinairement blanche, quelquefois recouverte d'un enduit jaunâtre, souvent blanche au milieu, rouge à la pointe et aux bords, le plus ordinairement humide, une fois elle était rouge, sèche, poisseuse, les malades éprouvaient au début de l'inappétence, de la soif, quelques-uns ont eu des vomissements, la plupart de la constipation, qui ne persistait pas et qui était remplacée par de la diarrhée, au bout de peu de temps, une fois, cependant la diarrhée n'est survenue que le dix-septième jour.

La diarrhée consistant en matières bilieuses, plus ou moins abondante, durait alors jusqu'à la fin de la maladie. Une fois elle dégénéra presque en dysenterie.

Le ventre, en même temps, était ballonné; la fosse iliaque droite était le siége de gargouillement et de douleur.

Les bronches étaient le siége d'une congestion qui n'a jamais eu de gravité. La toux était modérée, l'expectoration peu abondante. L'auscultation de la poitrine permettait d'entendre des râles sibilants, ronflants et muqueux, jamais de râles crépitants. La percussion ne révélait pas de matité.

La fièvre était peu intense, le pouls variait entre 88 et 100 pulsations. Le chiffre le plus élevé qu'il ait atteint a été de 112. Enfin l'épistaxis a manqué dans la moitié des cas, sans que la présence ou l'absence de ce phénomène ait exercé d'influence sur la gravité de la maladie.

Les taches ont été très abondantes dans deux cas, elles ont manqué dans plusieurs et, dans trois cas, il y a eu deux éruptions distinctes de taches lenticulaires; mais nous reviendrons sur ce sujet.

Forme adynamique. — La forme adynamique était caractérisée par les symptômes suivants :

Peau chaude, pouls fréquent, variant de 100 à 112, présentant un caractère de grande mollesse.

La stupeur était plus profonde et plus longtemps persistante que dans la forme muqueuse; l'insomnie a été observée plus souvent; la surdité et la rétention d'urine, qui manquaient dans la forme que nous venons d'étudier, se trouvaient dans celle-ci. C'est dans un cas de fièvre adynamique qu'il nous a fallu recourir à l'emploi de la sonde œsophagienne, pour faire prendre des aliments à une malade chez laquelle le refus d'alimentation dépendait d'une idée délirante et non de la paralysie des muscles du pharynx ou de l'œsophage, non plus que d'une altération quelconque de la gorge, car l'appétit lui est revenu dès que des aliments eurent été introduits par la sonde.

La langue était plus souveut sèche, rouge, quelquefois poisseuse, tremblante, recoucouverte, ainsi que les gencives et les dents, de fuliginosités.

Le ventre, et surtout la fosse iliaque droite, étaient le siége de douleurs plus vives. La diarrhée était plus abondante.

Quatre malades sur cinq n'ont pas eu d'épistaxis, sans plus de gravité dans les accidents; chez une jeune fille, elle a été remplacée par l'apparition des règles, en avance de dix jours sur leur époque habituelle. Le cinquième malade a eu une épistaxis le dix-septième jour de la maladie, qui a coïncidé avec une amélioration dans les symtômes.

Enfin, chez une femme atteinte d'une fièvre adynamique, nous avons vu trois éruptions successives et distinctes de taches rosées.

Forme ataxique. — Nous avons observé la fièvre putride à forme ataxique chez trois malades, deux hommes et une femme : un homme mourut, la femme et l'autre homme guérirent. Je vais rapporter en peu de mots leur histoire :

Obs. I. — La femme M..., âgée de 29 ans, à Paris depuis six ans, accouchée il y a quatre mois, toujours souffrante depuis cette époque, obligée de s'aliter depuis quatre jours, entre à la salle Saint-Bernard le 25 mai 1859. Décubitus dorsal, prostration, peau très chaude, couverte de sueurs, pouls fréquent, langue humide, sale, ventre souple, un peu ballonné, parole embarrassée, esprit troublé, délire, céphalalgie. — Calomel, 5 centigrammes en dix paquets.

Le 27. Strabisme convergent, pupilles extrêmement et inégalement dilatées; la pupille gauche est plus dilatée que la droite. Délire, pouls irrégulier, à 108. Quelques taches rosées, lenticulaires, apparaissent sur le ventre. Quand avec le doigt on trace des lignes sur la peau de la poitrine ou du ventre, on obtient une large raie rouge, comme dans la méningite tuberculeuse, mais elle persiste moins longtemps.

28. Délire cette nuit, strabisme, ventre ballonné, langue et dents fuligineuses, tache cérébrale très marquée, pouls fréquent, petit.

30. Légère amélioration. Pas de strabisme, dilatation, mais non plus inégale, des pupilles, embarras de la parole, ballonnement du ventre, langue sèche, fendillée, fuligineuse, ainsi que les dents. Huile de ricin 15 grammes.

1er juin. Amélioration notable. Plus de phénomènes nerveux. La langue devient humide. La malade, couchée sur le côté gauche, se retourne seule quand on le lui demande.

8 juin. Langue presque naturelle, pas de diarrhée, appétit, une portion.

Cette femme est sortie de l'Hôtel-Dieu à la fin de juin en très bon état; elle est restée quelques jours chez elle, puis elle a éprouvé une rechute et a été obligée de retourner à l'hôpital; elle est actuellement (30 juillet) à la Pitié, dans le service de M. Charcot, qui m'a appris qu'elle avait tous les signes d'une fièvre typhoïde.

Obs. II. — Un garçon âgé de 18 ans, né dans le Bas-Rhin, à Paris depuis deux ans, entre le 29 février 1859, à la salle Sainte-Agnès; il y a huit jours, il a été pris de courbature, de mal de tête et d'insomnie; pendant quatre jours, il a lutté contre la maladie, mais il a été obligé de garder le lit depuis quatre jours.

21 février. Décubitus dorsal, peau chaude, sèche, pouls fréquent; langue sèche, rouge à la pointe, blanche sur les côtés; pas de ballonnement du ventre, gargouillement dans la fosse iliaque droite.

22. Ventre ballonné, diarrhée, soif, délire, pouls large, fréquent.

23. Taches très nombreuses, diarrhée, délire.

25. Langue sèche, fendillée, fuligineuse; diarrhée, peau chaude, pouls mou, 108,

26. Beaucoup de délire, langue sèche, fuligineuse, ainsi que les dents; pouls mou, 104. Le malade a de la diarrhée et rend des selles involontaires.

28. Beaucoup de délire, langue et dents fuligineuses; ventre très ballonné et très douloureux; diarrhée; rétention d'urine : on a recours au cathétérisme. Pouls à 96.

Deux lavements avec l'infusion de camomille.

Potion avec	Eau de mélisse.	80 grammes.
	Ammoniaque.	1 —
	Sirop d'écorce d'oranges .	40 —

29. Le délire est moins violent; il pousse encore des cris tout à coup et sans motif; il parle presque sans interruption.

Ballonnement du ventre moindre; langue moins sèche; pouls moins fréquent. — Même prescription; lavements et potion.

30. Langue humide, ventre presque souple, peau fraîche; pouls, 92 pulsations; pas de délire. On n'est plus obligé de le sonder. — Potages.

7 mars. L'amélioration a continué; l'appétit est revenu. — Une portion.

Il sort le 18 mars, complétement guéri de sa fièvre typhoïde et de plaies qui s'étaient faites au sacrum pendant la période grave de sa maladie.

Obs. III. — Louis M..., âgé de 16 ans, garçon maçon, né dans la Haute-Vienne, à Paris depuis quelques mois; entre le 14 juin 1859 à l'Hôtel-Dieu, salle Sainte-Agnès.

Nous n'avons aucun renseignement sur le début de sa maladie. Nous le trouvons le 15 juin dans l'état suivant :

Peau chaude, pouls à 100, mou, régulier; langue rouge, sèche; ventre ballonné; gargouillement dans la fosse iliaque; diarrhée.

Grande stupeur; il a eu du délire toute la nuit; strabisme convergent.

16 juin. Beaucoup de délire.

17. Pouls à 96; ventre peu ballonné, peu de diarrhée; langue sèche, ligneuse; délire toute la nuit; strabisme, raideur des membres.

18. Délire, stupeur, raideur des membres, langue sèche, le malade peut à peine la faire sortir de sa bouche; diarrhée; épistaxis.

Infusion de café noir. Extrait de quinquina, 1 gramme.

19. L'aspect du malade est déplorable : yeux hagards, sillon labio-nasal très prononcé; narines, lèvres et dents fuligineuses; langue sèche, fendillée, restant oubliée entre les dents. Ventre ballonné, pouls petit, filiforme, très fréquent. Délire.

La peau des mains est froide, poisseuse, cyanosée comme la peau des cholériques ; la peau du corps est sèche, chaude, brûlante.

Mort à six heures du soir.

Autopsie faite trente-six heures après la mort.

Abdomen. — Grande quantité de gaz dans l'intestin. Les glandes de Peyer sont tuméfiées, mais non ulcérées ; elles remontent jusqu'au jéjunum ; elles sont très volumineuses, quelques-unes formant un relief aussi épais qu'une pièce de cinq francs. Il y a quelques follicules isolés du gros intestin tuméfiés. Les ganglions mésentériques sont augmentés de volume.

La rate est volumineuse, elle a 17 centimètres de longueur et 13 de largeur, elle est de couleur verdâtre; on la réduit facilement en bouillie liquide.

Le foie a un aspect noirâtre ; à la coupe, on ne distingue plus les deux substances, il est ramolli et s'écrase facilement.

Thorax. — Les poumons sont noirs, gorgés de sang, ramollis; ils se laissent déchirer facilement; ils ne renferment pas de noyaux d'apoplexie.

Le cœur est blanc, anémié et contient quelques caillots.

Crâne. — Les méninges ne sont pas enflammées, il n'y a qu'un peu de vascularisation, mais pas de teinte opaque, ni même louche au niveau des sillons, les méninges ne sont pas épaissies ni adhérentes au cerveau dont on peut les détacher sans arracher de substance cérébrale. Le cerveau, coupé, ne présente qu'un très léger piqueté.

Diagnostic.— Qu'il nous soit permis de nous arrêter sur quelques faits qui peuvent présenter de l'intérêt, au point de vue soit du diagnostic, soit des complications de la maladie.

Chez une jeune femme, le *diagnostic* de la fièvre putride a présenté au début beaucoup de difficultés, nous en avons eu plus tard la raison. Les symptômes de la dothinentérie étaient masqués par ceux d'une fausse couche, si bien que nous restions hésitant entre des accidents utérins ou une fièvre typhoïde. Voici en quelques mots le résumé de l'histoire de cette jeune femme :

Obs. IV. — Annette P..., âgée de 21 ans, née à Paris, entre à la salle St-Bernard, le 7 mai 1859.

8 mai. Elle se plaint de souffrir de maux d'estomac et de vomissements depuis deux mois et demi. Elle a en outre de la constipation; depuis onze jours elle n'a pas été à la garde-robe; elle a de la fièvre. Les règles sont supprimées depuis deux mois et demi. L'utérus n'est pas volumineux : il ne remonte pas au-dessus des pubis. Les seins ne sont le siége ni de douleurs, ni de gonflement. — Huile de ricin, 15 grammes.

9 mai. L'huile de ricin a provoqué des vomissements, mais aucune garde-robe; langue rouge, soif vive, peau chaude; un peu de gargouillement dans la fosse iliaque droite; pouls à 108. — Tartre stibié, 10 centigrammes; lavement avec décoction de séné, 40 grammes; miel de mercuriale, 100 grammes.

Le 12, le ventre est ballonné; taches rosées lenticulaires nombreuses; vertiges lorsque la malade est assise, râles sibilants, toux; le visage a une expression typhique très prononcée; pas d'épistaxis, pas de douleur ni de gargouillement dans la fosse iliaque droite.

14. Une hémorrhagie utérine a paru hier, nous l'attribuons au retour des règles, supprimées depuis trois mois; peau chaude, sèche; pouls fréquent; langue poisseuse; diarrhée.

17. Hier, la malade a fait une fausse couche. Le fœtus a été rendu au milieu d'une hémorrhagie abondante, avec de nombreux caillots.

Depuis ce moment, la fièvre typhoïde, caractérisée par les taches, la diarrhée, le ballonnement du ventre, la fièvre, le vertige, les râles sibilants et ronflants, suit son cours sans présenter rien de remarquable. Le 31 mai, la convalescence s'établit, la malade mange une portion d'aliments et sort de l'hôpital tout à fait rétablie.

Nous avons eu un autre cas fort difficile de diagnostic : c'est une femme qui a présenté pendant la vie tous les symptômes de la fièvre cérébrale, et, à l'autopsie, à la fois toutes les lésions de la fièvre typhoïde et de l'encéphalo-méningite tuberculeuse.

Je résume son observation :

Obs. V. — La nommée Proust, âgée de 25 ans, lingère, rue des Amandiers, entre le 23 mars 1859 à l'Hôtel-Dieu.

Accouchée depuis douze jours à terme; accouchement naturel; allaitant son enfant. Depuis cette époque, céphalalgie intense dont elle avait déjà, du reste, souffert pendant sa grossesse. Pas de toux, de nausées. La langue est saburrale. Le pouls est un peu vif et fréquent.

A la percussion, un peu d'obscurité du son à droite, en arrière ; à l'auscultation, un peu d'expiration prolongée du même côté.

Constipation légère et habituelle. — Lavement purgatif, sirop de térébenthine, 80 grammes.

24 mars. Elle souffre toujours de ses douleurs de tête ; elle a perdu hier par le vagin une assez grande quantité de pus. On ne sent rien de dur ni de rénitent dans les fosses iliaques. Intelligence bien nette ; un peu d'affaissement.

25. Toujours de la céphalalgie et de la fièvre ; même état du reste. — Cyanure de potassium, 1 gramme ; eau, 80 grammes, en lotions sur la tête.

26. Céphalalgie moindre aujourd'hui. Fièvre toujours la même, ainsi que l'abattement et la prostration. Râles humides en arrière et à droite ; un peu de retentissement de la voix.

28. La céphalalgie est toujours le signe prédominant.

31. Un peu de différence dans le son, toujours moins net à droite. Un peu de retentissement de la voix ; râles humides. Le mal de tête est toujours aussi fort. Un peu de diarrhée ; anorexie ; toujours de la fièvre.

1er avril. Toujours de la céphalalgie, de la fièvre. La langue est humide, légèrement rouge sur les bords. Pas de douleur dans la fosse iliaque droite. Diarrhée. Pas de gargouillement, ni de taches. Rien dans la poitrine. Pouls à 120 ; peau chaude. Elle n'a jamais eu de rhumatisme et n'a jamais craché de sang. Faiblesse des membres.

3. La langue est sèche ; le ventre est douloureux. La céphalalgie persiste toujours. Fièvre. — Calomel, 0,05 ; jalap, 1 gramme.

4. Râles sibilants dans la poitrine. Toujours même état.

5. Aujourd'hui, elle a du strabisme. Pouls toujours fréquent ; peau chaude. Pas de vomissements. Céphalalgie. Intelligence toujours nette. Quand on bouche alternativement les deux yeux, elle voit clair. Quand elle regarde des deux, elle ne voit pas. Pas de diplopie ; pas de paralysie ni de faiblesse plus grande à droite qu'à gauche, mais diminution générale des forces. Pupilles très dilatées. Langue rouge, comme dépouillée.

6 et 7. Même état. Langue tremblante. Miliaire pellucide très abondante. Pouls fréquent. Pas de diarrhée. Délire.

8. Toujours du strabisme. L'intelligence pour la première fois est altérée. Miliaire très abondante. Pas de taches. Prostration extrême. Le délire cesse dans la nuit. Fièvre. Mouvements un peu automatiques. Toujours du mal de tête. Elle urine sous elle. Les pupilles sont inégalement dilatées. — Julep : musc, 0,25 ; extrait de valériane, 0,50 ; sirop d'éther, 40 grammes.

9. Miliaire pellucide toujours abondante. Prostration extrême. Délire et agitation la nuit tels qu'on est obligé de l'attacher dans son lit. Fièvre très intense. Peau chaude. La tache cérébrale est énormément prononcée. Absence de saignements du nez et de diarrhée. Le strabisme et la dilatation inégale des pupilles sont toujours les mêmes.

Mort dans la journée.

Autopsie. — A l'ouverture de l'abdomen, le colon transverse, replié sur lui-même, est rempli de gaz et descend jusque dans le petit bassin, en affectant la forme d'un N. L'intestin grêle est rejeté tout entier dans la fosse iliaque gauche.

A l'ouverture de l'intestin, rempli de matières fécales, on trouve le gros intestin exempt d'altération. Le petit intestin, à partir du cœcum jusqu'à environ 1 mètre 1/2, présente les altérations suivantes : Sur son bord libre, dix à douze plaques de Peyer, profondément ulcérées, à bords taillés à pic, présentant un aspect granuleux allant en profondeur jusqu'à la tunique musculeuse elle-même, en partie détruite. Quelques-unes de ces plaques s'étendent en profondeur jusqu'à la tunique séreuse. Ulcérations des follicules isolés; direction transversale de ces ulcérations. La face séreuse de l'intestin présente des granulations au niveau des ulcérations. Le restant de l'intestin grêle est sain. Ganglions mésentériques tuberculeux. La rate présente des granulations tuberculeuses. Elle est, du reste, poisseuse et plus petite qu'à l'état normal. Le foie est gras, un peu hypertrophié. Les poumons sont remplis de tubercules ramollis; infiltration purulente tuberculeuse; petites cavernes. Ces lésions affectent également les deux poumons. Les ganglions bronchiques présentent des concrétions tuberculeuses très abondantes.

Le cerveau présente une méningite de la base. Fausses membranes épaisses occupant le chiasma des nerfs optiques, la scissure de Sylvius et les différentes circonvolutions de la base. Injection légère des vaisseaux du sommet, présentant autour d'eux des granulations analogues à celles que l'on trouve dans le cerveau des enfants tuberculeux.

Dans le lobe droit, à la partie antérieure du cerveau, on trouve à la face externe une série de ces granulations formant une plaque de 6 centimètres de long sur 3 de large. A la coupe, hémorrhagie capillaire de cette même partie entourant un tubercule du cerveau.

Ramollissement complet de la partie inférieure du corps calleux, de la voûte à trois piliers et du septum médian.

Rien dans le cervelet.

On examine ces parties au microscope et M. Robin trouve les lésions suivantes :

1° L'altération de l'intestin n'est autre que celle de la fièvre typhoïde.

2° L'altération du cerveau a offert : une masse ayant la structure de la lésion appelée tubercule du cerveau, avec ramollissement autour et globules de pus dans ce tissu ramolli; les épanchements sanguins n'offrent rien de particulier en eux-mêmes.

Nous allons maintenant parler des phénomènes ou des complications qui ont plus spécialement attiré notre attention.

Éruptions successives de taches. — Les *taches* dites typhoïdes, rosées, lenticulaires, disparaissant sous la pression du doigt, ont présenté, dans leur apparition et dans la récidive de leur éruption, des particularités que nous devons signaler.

La grande quantité de taches, et la longue durée de leur éruption coïncidaient avec une gravité plus grande, mais surtout avec une durée plus longue de la maladie. Ainsi, dans deux cas, où l'éruption de taches a manqué complétement, la durée moyenne a été de trois septénaires. Je compte du moment où les malades furent obligés de garder le lit jusqu'au moment où ils purent manger et où la convalescence s'établit franchement.

Dans deux cas où les taches furent très peu nombreuses, la durée de la maladie n'a été que de deux septénaires. Dans six cas où le nombre des taches a été celui que l'on rencontre habituellement, la maladie dura à peu près trois septénaires; et enfin, dans onze cas où l'éruption fut presque confluente, la durée de la maladie a dépassé trois septénaires.

Mais là où le fait de la coïncidence de la gravité des symptômes avec l'éruption de taches rosées est le plus évident, c'est dans le cas d'éruptions successives; en même temps qu'il y avait récidive de taches, il y avait recrudescence des accidents; je ne veux pas dire que le pronostic soit rendu plus grave d'une manière absolue; mais la convalescence est retardée, le médecin doit donc être plus réservé dans le jugement qu'il portera, et plus prudent dans le régime alimentaire qu'il prescrira au malade.

Il semblerait, dans ces cas, que le virus morbifique n'a pas épuisé son action dans une première explosion de la maladie, et qu'il manifeste une seconde ou une troisième fois son énergie par une première ou une seconde rechute; je ne crois pas que l'on doive regarder ces faits comme des récidives, car, quoique tout l'appareil symptomatique se retrouve au complet, il est trop rapproché de la première explosion pour ne pas y voir l'effet d'une même intoxication dont l'action n'aurait pas été épuisée par une première manifestation.

Je ne crois pas non plus que les lésions caractéristiques des glandes de Peyer se renouvellent, et qu'il se fasse dans l'intestin une nouvelle éruption; mais, en vérité, la maladie, du moins dans son expression symptomatique, semble recommencer son évolution presque complétement.

Pour montrer ce rapport entre la réapparition des taches et des symptômes principaux de la maladie, je résumerai l'histoire de quatre malades.

Obs. VI. — Une femme âgée de 24 ans, entre à la salle Saint-Bernard, nº 5, le 28 mai 1859. Elle a eu une vive émotion il y a trois semaines. Depuis, elle a éprouvé un violent mal de tête, les règles ont paru il y a quinze jours, mais elles n'ont duré qu'une journée. Depuis deux jours, elle a de la fièvre, le pouls marque 108. L'auscultation de la poitrine permet d'entendre des râles sibilants. La langue est sale à la base, rouge à la pointe. Inappétence, insomnie.

1er juin. Mêmes symptômes; taches rosées très évidentes apparues dès hier.

3. Rêvasseries pendant la nuit; fièvre vive.

7. Hier, la malade a été prise d'une épistaxis très abondante qui n'a pu être arrêtée qu'au moyen d'injections dans les fosses nasales. Elle s'est renouvelée cette nuit, mais moins abondante. Fièvre, délire; langue sèche, poisseuse; ventre ballonné.

9, 10. Ventre plus souple; langue moins rouge, moins poisseuse, pas de délire. Râles muqueux et sous-crépitants.

16. L'appétit revient; plus de fièvre; une portion.

27. Hier, la malade a eu une indigestion, la fièvre a reparu pendant la nuit, elle a eu du délire.

28. Nouvelle éruption de taches typhoïdes, albumine dans les urines.

29. Moins de délire, pouls fréquent, langue poisseuse, pas de diarrhée; les urines ne sont plus albumineuses.

2 juillet. Langue poisseuse, les taches disparaissent. — 8 juillet. Convalescence.

Obs. VII. — Une femme âgée de 19 ans, entre, le 12 avril 1859, à l'Hôtel-Dieu, salle Saint-Bernard, nº 25; elle habite Paris depuis cinq mois. Depuis huit jours, elle a de la céphalalgie, de la douleur dans le ventre; un sentiment de courbature et de l'inappétence.

Le ventre n'est pas ballonné, il y a de la douleur et du gargouillement dans la fosse iliaque droite; on voit quelques taches dothinentériques; les membres sont douloureux à la pression; la langue est humide, un peu rouge; fièvre; 94 pulsations.

Râles sibilants disséminés dans la poitrine.

13, 14, 15. Les symptômes restent les mêmes, mais à un degré moindre.

19. Un peu de diarrhée.

20. Les taches reparaissent; prostration, diarrhée, fièvre, surtout le soir.

21, 22. Même état.

25. La fièvre tombe, les taches s'effacent, la langue est presque naturelle; on donne une demi-portion.

29 avril. Convalescence franche. Sortie guérie le 4 mai.

Obs. VIII.— Une femme âgée de 21 ans, née dans le département de l'Aisne, habitant Paris depuis trois ans, entre à l'Hôtel-Dieu le 12 avril 1859, salle Saint-Bernard, nº 9.

La maladie a débuté il y a douze jours par un violent mal de tête et des étourdissements.

13 avril. Grande faiblesse; insomnie; bourdonnement dans les oreilles, un peu de surdité; pouls à 112. Pas d'appétit, soif vive, langue humide, couverte au centre d'un enduit saburral, rouge à la pointe. Ventre souple, gargouillement dans la fosse iliaque droite; taches typhoïdes très nombreuses. Les règles ont paru il y a douze jours et ont duré comme d'habitude.

14. Six garde-robes, pas d'appétit, soif, peau chaude, pouls fréquent, langue sèche.

16. Fièvre, surdité, taches typhoïdes très nombreuses, ventre ballonné, diarrhée.

19. Nouvelle éruption de taches, mêmes symptômes; fièvre, insomnie, diarrhée.

23 avril, vingt-deuxième jour de la maladie. Pouls moins fréquent, 82 pulsations; peau douce, moite; les taches disparaissent; l'appétit revient.

13 mai. Les règles ont paru hier, après un retard de dix jours.

20. Sortie guérie.

Obs. IX. — Une femme âgée de 25 ans, habitant Paris depuis quinze mois, entre, le 13 mai 1859, à l'Hôtel-Dieu, salle Saint-Bernard, nº 30.

Depuis une quinzaine de jours, elle a eu des douleurs dans les membres, de la courbature, de la douleur de tête; elle n'a pas eu d'épistaxis, mais les règles sont arrivées en avance de dix jours. Elle a été dans l'impossibilité de marcher il y a dix jours. Au moment où nous l'examinons, le ventre est ballonné; par la pression, on détermine du gargouillement et de la douleur dans la fosse iliaque droite; il y a de la diarrhée. La langue est rouge, sèche; soif; anorexie; râles sibilants dans la poitrine; pouls 104; taches typhoïdes nombreuses.

18e jour. Les taches ont disparu.

19e jour. Un peu de surdité; amélioration; moins de diarrhée, de ballonnement du ventre, moins de prostration.

22e jour. Nausées; ballonnement du ventre; gargouillement; langue rouge, râpeuse; peau chaude et sèche; fièvre; nouvelle éruption de taches très nombreuses.

27e jour. Les taches disparaissent; la fièvre tombe.

30e jour. Convalescence; une portion.

34e jour. Douleur dans le ventre; gargouillement; nausées; vomissements; diarrhée; langue rouge, sèche, dépouillée; peau chaude; râles sibilants; albumine dans les urines.

35e jour. *Troisième éruption de taches.*

40e jour. Prostration; ballonnement du ventre; langue tremblante; les taches disparaissent.

45e jour. Convalescence.

Deux fois nous avons été témoins d'hémorrhagie pendant la fièvre typhoïde. C'était chez deux femmes qui moururent : l'une par le fait même de l'hémorrhagie, l'autre à la suite d'accidents généraux fort graves.

Hémorrhagies. — Obs. X. — *Fièvre putride hémorrhagique. — Délire ; gencives sanguinolentes; taches ecchymotiques répandues sur toute la surface du corps.* — Catherine B..., âgée de 22 ans, couturière, née à Paris, entre, le 2 mai 1859, à l'Hôtel-Dieu, salle Saint-Bernard, nº 5.

3 mai. Cette femme jouit d'une bonne santé habituelle; elle se souvient de n'avoir eu que la rougeole. Elle est accouchée, il y a quatre mois. La menstruation est régulière; les règles ont paru comme d'habitude, peu de jours avant le commencement de la maladie.

La maladie a débuté, il y a cinq jours par de la fièvre, de la céphalalgie, des étourdissements, des bourdonnements d'oreilles, et une surdité assez prononcée. En même temps, nausées, constipation.

Tous ces phénomènes existent encore. La peau est chaude. Le pouls est à 108. Elle se plaint d'être courbatue, de souffrir de tous les membres, mais surtout elle éprouve des douleurs dans les jambes et au niveau de la région lombaire. Elle souffre également de la gorge; mais l'inspection de cette partie ne laisse constater rien d'anomal.

La langue est très saburrale. Pas de gargouillements dans les fosses iliaques. Pas de tuméfaction du foie.

Un peu de toux. Expectoration phlegmorrhagique. Insomnie. La malade a des rêvasseries; néanmoins elle répond fort bien aux questions qu'on lui adresse. Pas d'épistaxis. Calomel, une pastille; jalap 1 gramme.

4. La malade est prise de délire depuis cette nuit. Le délire est bruyant, loquace et mêlé de rires. Le visage n'est pas hébété; très légère dilatation des pupilles. Pas de strabisme. La fièvre est très modérée. Langue rouge à la pointe, très chargée à la base. Pas de vomissements. La chaleur de la peau est naturelle. En passant légèrement l'ongle sur le front, on voit se produire fort nettement la tache cérébrale; cette tache persiste aussi sur le ventre etaubras. Calomel, 0,05, en dix paquets.

5. Le délire continue, mais avec moins de violence. Elle répond à peu près aux questions qu'on lui adresse. Le pouls est fréquent, 108 pulsations. Les gencives sont saignantes. Ventre indolent. La tache cérébrale est très apparente et persiste longtemps. Même traitement.

6. Encore du délire et de la surdité. Mollesse et fréquence du pouls. Gencives sanguinolentes; soif vive. Pas de diarrhée. Quelques taches rosées lenticulaires sur les parois abdominales. En faisant coucher la malade sur le ventre, on remarque d'énormes ecchymoses dans divers points de la partie postérieure du corps, et en particulier sur les bras et le tronc. Ces taches ecchymotiques présentent une saillie à leur centre. On en trouve également à la partie antérieure de la poitrine, autour de la mamelle gauche.

A l'auscultation de la poitrine, quelques râles sous-crépitants dans les deux côtés; souffle au niveau de la fosse sous-épineuse droite.

Quinquina en poudre, 4 grammes dans une infusion de café.

Potion :	Eau de Rabel	4 grammes.
	Sirop de ratania.	40 —
	Eau	100 —

Eau de Seltz glacée; lait glacé.

7. Agitation et délire. Deux garde-robes diarrhéiques; le ventre n'est pas ballonné. La respiration est très haute. Bruit de souffle à la base du poumon gauche et dans la fosse sus-épineuse du côté droit.

On remplace seulement le quinquina par du sulfate de quinine (1 gramme).

8. Toujours du délire. Les traits de la face sont altérés. Elle rend toujours du sang par la bouche; gencives sanguinolentes. Le pouls marque 136. Dyspnée intense. La respiration est suspirieuse et très accélérée (56 inspirations par minute), et les mouvements de la poitrine semblent plus développés du côté droit que du côté gauche. A l'auscultation, on trouve dans les deux poumons, et de haut en bas, du souffle avec des râles sous-crépitants. La malade succombe dans la soirée.

L'*autopsie* est faite le 10 mai.

Intestins. Pas de traces d'hémorrhagie intestinale; à la partie inférieure de l'iléon, on trouve trois plaques ramollies, mais non ulcérées. Développement de quelques-uns des follicules de Brunner.

Les ganglions mésentériques sont engorgés et ont une coloration rosée.

Rate. Cet organe, d'une couleur lie-de-vin très foncée, a augmenté de volume, et son parenchyme est tout à fait diffluent.

Le foie a une consistance très molle.

Poumons. Des deux côtés, les lobes inférieurs sont, à leur partie postérieure, le siége d'un engorgement apoplectique qui occupe toute leur étendue. Le tissu pulmonaire est ramolli, et il a une coloration noirâtre assez prononcée.

Cerveau. Rien de particulier; peut-être une très légère injection des méninges.

Chez la seconde malade, l'hémorrhagie a eu une forme toute différente; elle s'est produite dans l'intestin et avec une violence, une rapidité excessive, foudroyante, telle que la malade que j'avais laissée à cinq heures du soir dans un état relativement satisfaisant, était prise à huit heures d'une perte de sang dont elle mourait moins d'une heure après.

Obs. XI. — *Fièvre putride; hémorrhagie intestinale; mort.* — La femme G..., fruitière, âgée de 64 ans, entre le 4 mars à l'Hôtel-Dieu, salle Saint-Bernard, nº 31.

Cette femme est dans le décubitus dorsal, un peu inclinée sur le côté droit; elle est très grasse; la face est rouge, congestionnée; elle est dans un état de grande prostration; elle a le délire; et ce n'est qu'avec beaucoup de peine, qu'à force de questions qu'on peut tirer d'elle quelques paroles sans suite. Tout ce que l'on peut comprendre, c'est qu'elle n'éprouve nulle part de douleurs. La langue est très saburrale; il n'y a pas de gargouillement; le ventre ne paraît pas douloureux; il y a de la diarrhée. La malade paraît éprouver de la dyspnée; l'auscultation permet de constater que le poumon gauche est sain, qu'on n'y entend aucun bruit anomal. On entend à droite, à la base du poumon, des râles sous-crépitants sans souffle aucun; et la malade, qui est d'une énorme obésité, est couchée sur ce côté.

Pouls à 108. Pas de paralysie des membres ni de la face; pas de sueurs ni de frissons; pas d'hypertrophie de la rate. Nous apprenons moitié par elle, moitié par des renseignements des gens qui l'ont apportée, que la maladie aurait commencé par de la céphalalalgie et des frissons qui seraient revenus à plusieurs reprises. — Tartre stibié, 5 centig.; ipécacuanha, 2 grammes.

8 mars. Elle n'a pas vomi hier, mais elle a été beaucoup à la selle. La langue est toujours chargée, mais moins qu'hier; encore un peu de fièvre; quelques taches sur le ventre, mais qui n'ont pas tous les caractères des taches typhoïdes, gros râles muqueux, à peine quelques râles sous-crépitants.

10. Prostration très grande, la malade urine sous elle, la langue est très sèche, le

ventre ballonné; on voit sur le ventre une tache qui paraît typhoïde. — Ipécacuanha, 2 grammes; tartre stibié, 5 centigrammes.

11. Taches rosées lenticulaires non douteuses; amélioration très sensible; moins de fièvre; ventre plus souple; langue moins sèche; esprit présent.

A cinq heures, je la vois, elle mangeait un potage avec appétit; elle trouvait même que c'était insuffisant. A huit heures, elle est prise d'une hémorrhagie intestinale si abondante que le lit est inondé; le sang se répand sur le plancher, et la malade succombe moins d'une heure après le début de cette hémorrhagie.

Autopsie vingt-quatre heures après la mort.

La rate a son volume normal, mais elle est très ramollie, et la moindre pression suffit pour la déchirer et laisser écouler une sorte de bouillie lie-de-vin.

Le foie est hypertrophié et ramolli; son tissu paraît plus gras et moins humide qu'à l'état normal.

On trouve une grande accumulation de gaz dans l'intestin; l'estomac est vide et ne présente aucune altération; les parties supérieures de l'intestin grêle sont saines, les parties inférieures présentent les altérations suivantes : les plaques de Peyer sont profondément atteintes; à environ 6 à 8 centimètres de la valvule iléo-cœcale, il en existe une qui est ulcérée, de telle façon que la membrane séreuse est presque mise à nu. Les bords sont bousouflés et la plaque est recouverte de détritus exhalant une odeur fétide. Un peu plus haut, on trouve d'autres plaques, larges d'environ 1 centimètre ou 2, dans lesquelles la tunique musculeuse de l'intestin est à nu. Hypertrophie et ramollissement des plaques. Ulcérations profondes des follicules isolés.

L'intestin est rempli d'une grande masse de sang qui a coloré la muqueuse en rouge-noir.

Du côté du cœcum, ulcérations profondes des follicules isolés; grande quantité de sang; pas de matières fécales dans les intestins; les reins ne présentent rien d'anormal.

Les ganglions mésentériques sont confondus dans une masse énorme de graisse.

Rien dans le cerveau, qui présente une consistance et une coloration normales; le poumon droit est refoulé en haut, à cause de l'hypertrophie du foie. Les deux poumons sont congestionnés; le cœur est dilaté et rempli de caillots noirâtres.

Les hémorrhagies intestinales ont été considérées comme très sérieuses par presque tous les auteurs, MM. Bretonneau, Chomel, Louis.

Graves, de Dublin, professe une doctrine toute contraire; il dit que non seulement les hémorrhagies ne sont pas graves, mais qu'elles constituent un phénomène d'assez favorable augure, à moins qu'elles ne soient excessives; M. Trousseau rapporte que cette opinion d'un homme d'une si grande valeur et d'une si grande renommée l'étonna d'abord beaucoup et lui donna à réfléchir, mais que, cherchant dans sa mémoire, il se souvint de certains faits de guérison de fièvre typhoïde après des hémorrhagies intestinales. Depuis sept ans il n'avait vu mourir que deux individus à la suite d'hémorrhagies intestinales; cette femme dont je viens de rapporter l'observation fait le troisième exemple.

Les autres malades atteints d'hémorrhagie intestinale dans le cours d'une fièvre typhoïde, non seulement guérirent, mais se trouvèrent généralement mieux à partir du moment de l'hémorrhagie. Le docteur Ragaine, de Mortagne, envoya à l'Académie de médecine un mémoire renfermant 115 cas de fièvre typhoïde : 11 avaient eu des hémorrhagies, et ces 11 malades avaient guéri. Il fut donc amené, par ces 11 guérisons, à regarder comme favorable ce symptôme considéré comme de mauvais présage par ses devanciers.

Contrairement à ce qui s'est passé pour cette femme, les deux cas de mort dont M. Trousseau a été témoin n'ont pas été le résultat du fait même de l'hémorrhagie; l'un des matades avait, le 19e jour, des soubresauts et des accidents ataxiques, lorsque survint une hémorrhagie modérée; le lendemain, il y avait un amendement, qui dura pendant huit jours; les phénomènes ataxiques reparurent; il survint une nouvelle hémorrhagie, puis une troisième, et la mort eut lieu, cinq jours plus tard, à la suite des accidents nerveux.

Chez un autre malade, vers le 23e ou le 24e jour d'une fièvre typhoïde, une hémorrhagie parut et se renouvela pendant trois ou quatre jours, et la mort fut le résultat de la débilitation profonde qui suivit ces hémorrhagies.

Le pronostic ne serait donc pas, pour M. Trousseau, aussi défavorable qu'on le croit généralement; d'abord parce que les hémorrhagies sont ordinairement suivies d'une amélioration. Mais M. Trousseau ne porte pas non plus un pronostic absolument favorable; il regarde les hémorrhagies intestinales survenant pendant la fièvre typhoïde comme très graves : 1o lorsqu'elles sont excessives, au même titre que les épistaxis qui, trop abondantes, amènent quelquefois la mort; 2o lorsqu'elles sont générales, c'est-à-dire qu'elles coïncident avec des hémorrhagies nasales, cutanées, gengivales, et, en d'autres termes, lorsqu'elles sont l'expression d'une dyscrasie, et qu'elles constituent ce que l'on a appelé les *fièvres putrides hémorrhagiques;* dans ce cas, ce ne sont pas les hémorrhagies qui tuent.

Étiologie. — L'étiologie ne nous arrêtera qu'à propos de l'âge des malades. Leur profession était limitée dans un même rayon social. C'étaient des domestiques, des maçons, un coiffeur, des couturières, etc. Leur hygiène laissait souvent à désirer.

Un petit nombre d'entre eux étaient de Paris; les autres l'habitaient depuis sept ans, six ans, quatre ans, deux ans, huit mois, cinq mois, deux mois.

Nous avons eu 10 hommes et 19 femmes.

8 hommes étaient âgés	de.	16 à 24	ans.
2 —	de.	29	»
4 femmes étaient âgées	de.	16 à 19	»
14	de.	20 à 29	»
1	de.	64	»

La fièvre putride se montrant chez une femme de 64 ans est un fait très exceptionnel. MM. Louis et Chomel disent qu'elle est rare au dessus de 40 ans ; ils ne l'ont jamais vue au delà de 55 ans. Cependant, MM. Lombard et Fauconnet, de Genève, en ont vu chez des individus âgés de 60 ans, et même ont fait l'autopsie d'un homme de 70 ans qui présentait la lésion caractéristique des plaques. Quant à notre femme, l'autopsie n'a laissé aucun doute sur le diagnostic; c'est donc un fait doublement important pour la forme de la maladie et pour l'âge de la malade.

Durée. — J'ai établi la moyenne de la durée de la maladie en comptant du jour où les malades prirent le lit jusqu'au jour où la convalescence se décida franchement, c'est-à-dire où les malades, à une portion pendant quelques jours, purent sans danger en prendre ensuite deux et trois.

J'ai d'abord établi une moyenne, suivant les formes de la maladie, pour la forme muqueuse, je trouve 17 malades et une moyenne de durée de 20 jours.

Pour la forme adynamique, 5 malades et une durée de 25 jours.

Pour la forme ataxique, 2 malades et une moyenne de 23 jours.

Si nous cherchons l'influence que le sexe exerce sur la durée de la maladie, nous trouvons qu'elle est bien peu importante :

	Jours.
Moyenne de la durée chez les hommes. . . .	22,44
— chez les femmes	22,93
Moyenne	22,26

Traitement. — Dans un grand nombre de cas, M. Trousseau a fait consister tout le traitement dans l'application des règles de l'hygiène, et s'est souvent borné à l'expectation en ayant soin de placer le malade dans les meilleures conditions et surtout de conserver les forces par une légère alimentation ; ainsi, jamais M. Trousseau n'a prescrit la diète aux malades atteints de fièvre typhoïde, quelle que fût la période de la maladie, mais il autorisait les bouillons et les potages. Dans les formes muqueuses, même adynamiques, il réveille, il stimule l'appétit au moyen des préparations de quinquina, de quassia-amara, etc., etc. Il administre souvent une ou deux gouttes de teinture de Baumé, contenant, comme on sait, les principes actifs de la fève de Saint-Ignace, du carbonate de potasse et de la suie. Chez quelques malades, l'appétit est perdu, l'estomac est comme endormi ; ainsi, chez une femme qui repoussait toute espèce d'aliments, l'emploi de la sonde œsophagienne et l'ingestion par ce moyen de bouillons, de lait, de café, réveilla, stimula l'estomac, et, après la troisième introduction de la sonde, cette femme demanda elle-même à manger.

Si la diarrhée est trop forte, les selles très fréquentes, il a recours à un vomitif tel que l'ipécacuanha ou à un léger purgatif salin tel que le sulfate de soude à la dose de 15 à 30 grammes.

Si malgré ces moyens, il ne peut se rendre maître de la diarrhée, il emploie alors les poudres absorbantes, telles que la craie ou le sous-nitrate de bismuth. Il fait ainsi une mixture :

R. Craie.	30 grammes.
Eau	90 —
Sirop d'écorces d'oranges.	30 —

Ou bien enfin il a recours à la médication substitutive, telle que le nitrate d'argent, qu'il administre à la dose de 5 centigrammes en cinq pilules.

S'il y a de la constipation, on emploie le calomel à la dose de 5 centigrammes ou on l'associe à du jalap en poudre à la dose de 1 gramme, ou, après avoir administré le calomel, on donne 10 grammes de séné dans du café.

Enfin, contre les vomissements, ce sont les boissons froides, glacées, ou bien l'eau de Seltz avec le sirop de groseille.

M. Trousseau cesse de se borner à l'expectation lorsqu'il se trouve en présence de fièvres putrides à forme ataxique ou adynamique. Il trouve dans la thérapeutique de grandes ressources.

Lorsque le pouls est mou, fréquent, que la prostration est grande, la diarrhée abondante, le ventre ballonné, qu'il y a du délire, alors il a recours aux préparations ammoniacales, il formule ainsi une potion :

R. Acétate d'ammoniaque, de		4 à 8 grammes.
Eau distillée de mélisse.		80 grammes.
Sirop d'éther.	*āā*	20 grammes.
Sirop d'écorces d'oranges. . . .		

En même temps il prescrit un lavement ainsi composé :

Sulfate de quinine, de.	1 à 4 grammes.
Acide sulfurique.	10 gouttes.
Musc.	1 à 2 grammes.
Eau.	100 grammes.

Et, enfin, lorsque l'adynamie est très prononcée, un moyen que nous avons vu réussir consiste dans l'emploi des bains sinapisés. On met 2 kilogrammes de farine de moutarde dans un bain, et on y laisse le malade pendant un quart d'heure et même une demi-heure. Sous l'influence de cette médication, on voit aussitôt une amélioration se produire; l'aspect général devient meilleur; le pouls prend de l'ampleur et perd de sa fréquence; la cyanose qu'on remarquait aux extrémités disparaît; le ventre devient plus souple.

Lorsque le ventre est douloureux, la langue fuligineuse, sèche, le pouls mou, dépressible, qu'il y a de la rétention d'urine par suite de la paralysie de la vessie, l'ammoniaque sous la forme d'acétate ou l'ammoniaque caustique à la dose de 1 gramme associée au sirop d'écorces d'orange, à l'éther rend des services.

On formule ainsi une potion :

R. Ammoniaque liquide. . . . 1 gramme.
Eau de mélisse. . . . . 80 —
Sirop d'écorces d'orange. . 40 —

Des lavements répétés deux fois par jour avec une forte infusion de camomille, constituent une médication très puissante dans les cas de tympanite, résultant soit d'une augmentation de gaz intestinaux, soit de la paralysie de l'intestin.

Les affusions froides, nuisibles dans la forme adynamique, sont au contraire très utiles dans la forme ataxique, lorsque la peau est chaude, brûlante, le délire violent.

L'affusion doit être très courte, elle ne doit durer qu'un quart, une demie à trois quarts de minute, puis on reporte le malade dans son lit sans l'essuyer, mais en l'enveloppant de plusieurs couvertures.

On peut remplacer les affusions par des lotions faites rapidement sur toute la surface du corps avec de l'eau vinaigrée.

Contre les hémorrhagies, quel que soit leur siége, on administre :

Soit le quinquina en poudre à la dose de 4 grammes dans une infusion de café ;

Soit les préparations acides et astringentes, telles que l'acide sulfurique et la ratania qu'on donne à l'intérieur sous forme de potion :

R. Eau de Rabel . . . . 4 grammes.
Sirop de ratania. . . . . . 40 —
Eau. . . . . 100 —

Mais, ainsi que je le disais en commençant, la règle invariable est d'alimenter de bonne heure, pendant la maladie, au moyen de bouillons, de potages, et, pendant la convalescence de permettre des aliments plus solides, mais alors agir avec une grande prudence, parce que nous avons vu un léger excès de régime produire des rechutes et prolonger la maladie ; car, si la règle est de soutenir les forces, la règle est aussi de ne donner des aliments substantiels que lorsque la fièvre est tout à fait tombée, les garde-robes régulières et la langue naturelle.

Paris. — Typographie Félix Malteste et Cᵉ, rue des Deux-Portes-St-Sauveur, 22.

www.ingramcontent.com/pod-product-compliance
Ingram Content Group UK Ltd.
Pitfield, Milton Keynes, MK11 3LW, UK
UKHW021040200726
13857UKWH00005B/1834